COZINHA CAPILAR

RECEITAS CAPILARES CASEIRAS E O CRONOGRAMA CAPILAR

TRANSFORME SUA CABELERA COM RECEITAS SIMPLES E DELICIOSAS

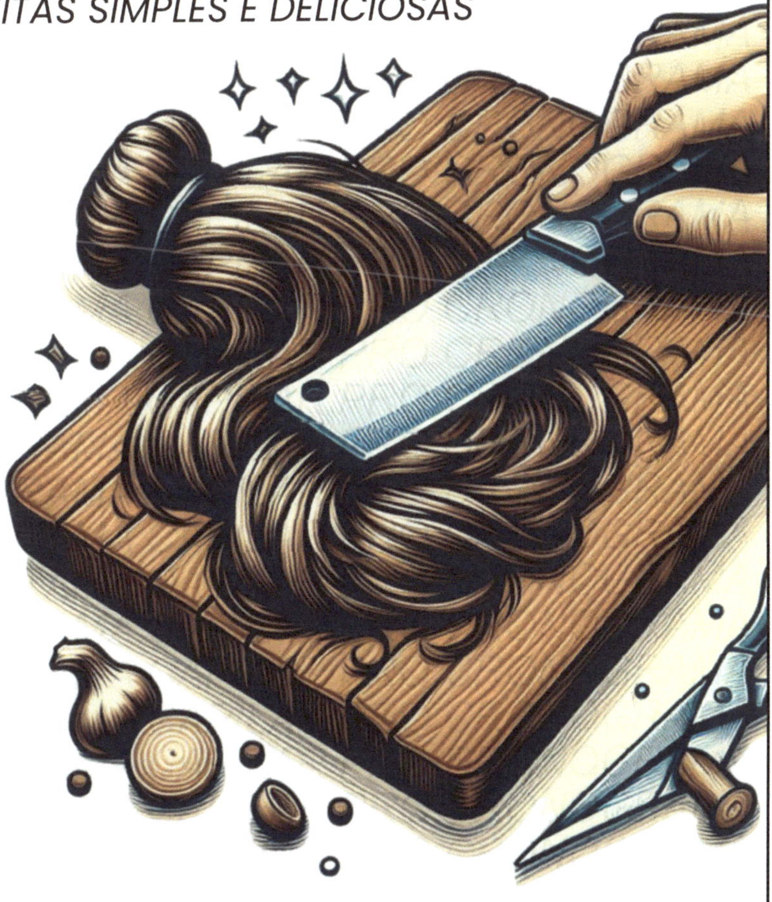

INTRODUÇÃO

Já se perguntou por que os cabelos das nossas avós eram tão fortes e brilhantes? A resposta pode estar na natureza! Antigamente, as mulheres utilizavam ingredientes naturais para cuidar dos cabelos, e os resultados eram incríveis.

O QUE É A COZINHA CAPILAR ?

Cozinha Capilar é a arte de preparar tratamentos capilares utilizando ingredientes naturais encontrados na sua própria cozinha. É como cozinhar um delicioso prato para os seus cabelos, nutrindo-os e deixando-os mais saudáveis e bonitos.

COMO FUNCIONA ?

Cada ingrediente natural possui propriedades específicas que beneficiam os cabelos.
Por exemplo :

- O abacate é rico em vitaminas e óleos naturais, proporcionando hidratação profunda.

- O mel tem propriedades antibacterianas e emolientes, ajudando a selar as cutículas e a combater o frizz.

- O ovo é fonte de proteínas, que fortalecem os fios e ajudam no crescimento capilar.

Ao combinar esses ingredientes, você cria máscaras personalizadas para atender às necessidades específicas do seu cabelo.

QUAIS AS VANTAGENS DA COZINHA CAPILAR?

- Econômica : Os ingredientes são baratos e fáceis de encontrar.

- Natural : Livre de químicas agressivas, que podem danificar os cabelos.

- Personalizado : Você pode criar receitas específicas para o seu tipo de cabelo.

- Sustentável : Menos embalagens e menor impacto ambiental.

QUAIS OS PASSOS PARA COMEÇAR?

1 - Identifique o seu tipo de cabelo : Liso, ondulado, cacheado ou crespo? Cada tipo tem necessidades diferentes.

2 - Escolha os ingredientes : Selecione os ingredientes de acordo com as suas necessidades e o que você tem em casa.

3 - Prepare a máscara : Misture os ingredientes até obter uma pasta homogênea.

4 - Aplique nos cabelos : Distribua a máscara nos cabelos úmidos, mecha por mecha.

5 - Aguardar : Deixe agir pelo tempo indicado na receita.

6 - Enxágue : Retire a máscara com água morna e shampoo.

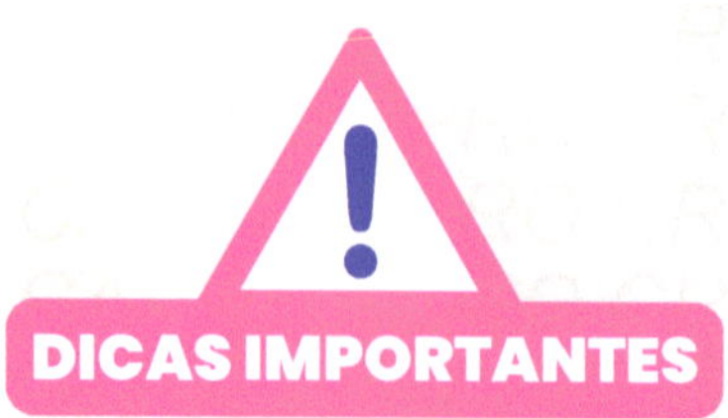

1. Faça um teste de alergia : Antes de aplicar qualquer receita, faça um teste em uma pequena mecha de cabelo.

2. Utilize ingredientes frescos : Os ingredientes frescos são mais nutritivos.

3. Varie as receitas : Experimente diferentes combinações para encontrar as que mais se adaptam aos seus cabelos.

4. Seja paciente : Os resultados não aparecem da noite para o dia. Utilize as receitas regularmente para ver os benefícios.

Com a Cozinha Capilar, você terá cabelos mais saudáveis, brilhantes e cheios de vida!
E aí, pronta para transformar seus cabelos na sua própria cozinha?
Nos próximos capítulo, vamos te apresentar diversas receitas caseiras para hidratar, nutrir, reconstruir e fortalecer os seus fios.

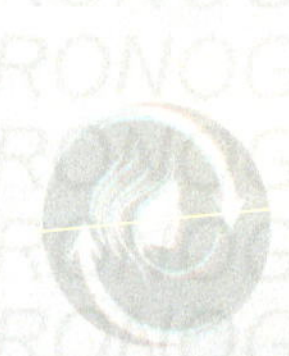

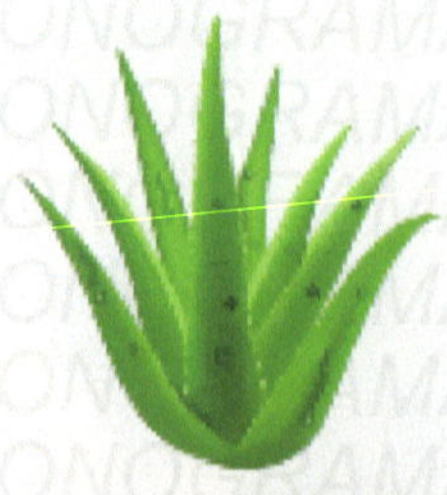

CAPÍTULO 1 : ENTENDA SEUS CABELOS

A Chave para uma Cozinha Capilar de Sucesso

Você já se perguntou por que algumas receitas caseiras funcionam maravilhas para uma amiga e não fazem tanto efeito em você? A resposta está na individualidade dos nossos cabelos! Cada fio é único e possui suas próprias necessidades. Por isso, antes de começar a preparar suas receitas, é fundamental entender o seu tipo de cabelo e suas características.

TIPOS DE CABELO: CONHECENDO A SUA MADEIXA

**Assim como as pessoas, os cabelos também possuem diferentes personalidades.
Os principais tipos são:**

- Liso: Fios retos e sem curvatura.

- Ondulado : Fios com uma leve ondulação.

- Cacheado : Fios com curvas mais definidas e formato espiralado.

- Crespo : Fios com muita curvatura, formando cachos bem fechados.

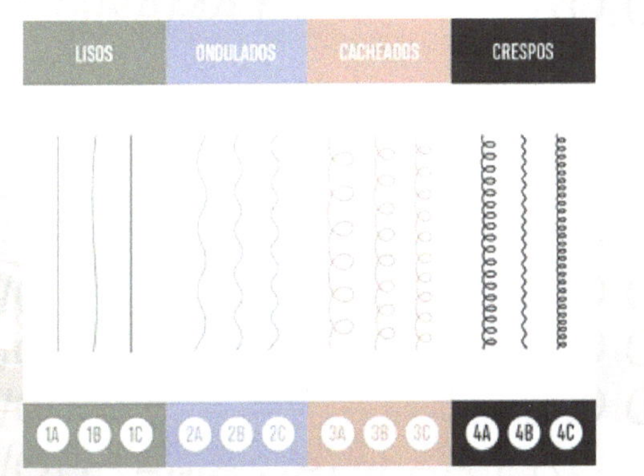

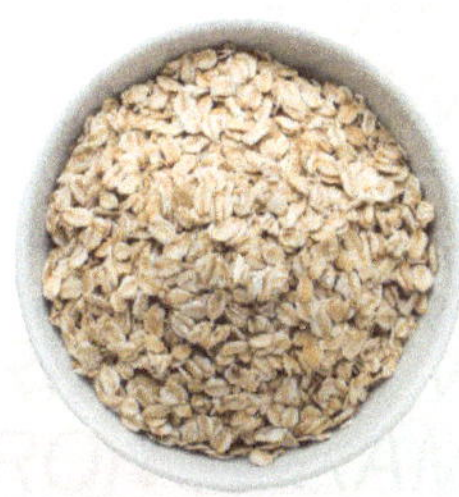

POROSIDADE: DESVENDANDO A ESTRUTURA DO FIO

**A porosidade se refere à capacidade do fio de absorver e reter umidade.
Ela pode ser:**

- Baixa : Cabelos mais densos e resistentes, que demoram a absorver água e produtos.

- Média : Cabelos com porosidade equilibrada, que absorvem e retêm a umidade de forma moderada.

- Alta : Cabelos mais finos e porosos, que absorvem rapidamente a água e os produtos, mas também perdem a umidade com facilidade.

TESTE DE POROSIDADE

Baixa Porosidade

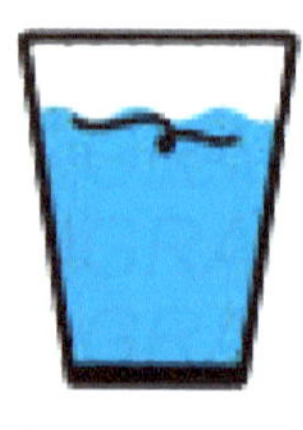

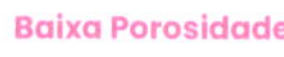

**Boiou?
HIDRATA**

Porosidade Normal

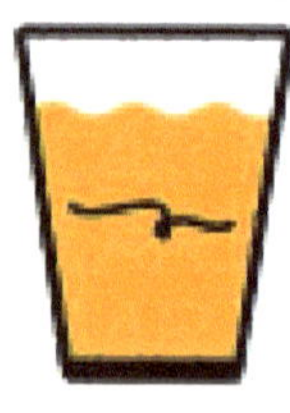

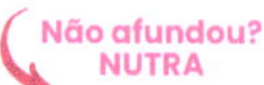

**Não afundou?
NUTRA**

Alta Porosidade

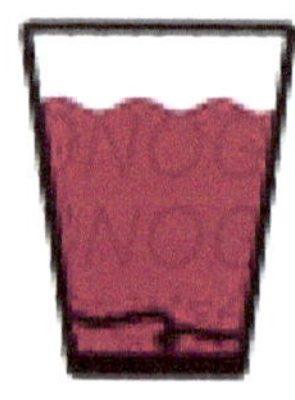

**Afundou?
RESTAURA**

IDENTIFICANDO AS NECESSIDADES DOS SEUS FIOS

Para identificar as necessidades dos seus cabelos, observe as seguintes características:

- Ressecamento : Fios opacos, quebradiços e com pontas duplas.

- Oleosidade : Cabelos com aspecto pesado e que ficam oleosos rapidamente.

- Frizz : Cabelos com muito volume e fios arrepiados.

- Falta de definição : Cachos sem definição e com aspecto espigado.

- Queda : Excesso de queda de cabelo.

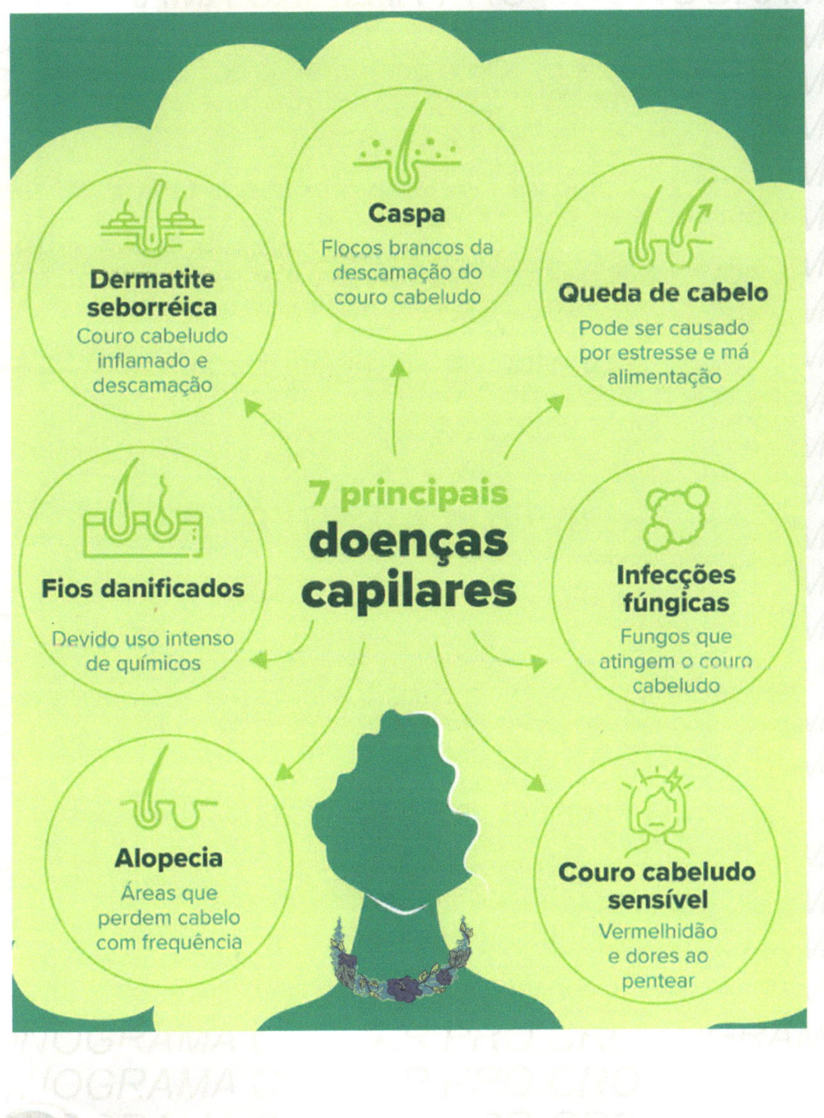

Agora que você já conhece o seu tipo de cabelo e suas necessidades, é hora de escolher os ingredientes certos para as suas receitas.

- Cabelos secos : Opte por ingredientes ricos em óleos e manteigas, como abacate, azeite de oliva e manteiga de karité.

- Cabelos oleosos : Prefira ingredientes adstringentes e purificantes, como limão, mel e argila.

- Cabelos com frizz : Utilize ingredientes emolientes e hidratantes, como aloe vera e óleo de coco.

- Cabelos com falta de definição : Invista em ingredientes que promovam a definição dos cachos, como gelatina e linhaça.

- Cabelos com queda : Utilize ingredientes fortalecedores, como alho, cebola e alecrim.

CONCLUSÃO

Entender o seu tipo de cabelo e suas necessidades é o primeiro passo para criar uma rotina de cuidados capilares eficaz. Ao escolher os ingredientes certos e preparar receitas personalizadas, você estará proporcionando aos seus cabelos tudo o que eles precisam para ficarem saudáveis e bonitos.
No próximo capítulo, vamos explorar os principais ingredientes utilizados na cozinha capilar e seus benefícios para os cabelos.
Lembre-se: Cada cabelo é único, por isso, não tenha medo de experimentar e encontrar as receitas que mais te agradam!

CAPÍTULO 2: A BASE DA COZINHA CAPILAR

Ingredientes Naturais que Transformam Seus Cabelos

Imagine sua cozinha como um laboratório de beleza natural! Com os ingredientes certos, você pode criar verdadeiros milagres para os seus cabelos. Neste capítulo, vamos explorar os principais ingredientes utilizados na cozinha capilar e seus benefícios.

ÓLEOS VEGETAIS: A NUTRIÇÃO QUE SEUS CABELOS PRECISAM

Os óleos vegetais são ricos em ácidos graxos, vitaminas e antioxidantes, que nutrem profundamente os fios, deixando-os mais macios, brilhantes e protegidos. Alguns dos óleos mais utilizados na cozinha capilar são :

- *Óleo de Coco : Hidrata, nutre e fortalece os fios, além de proteger contra danos causados pelo calor.*

- *Óleo de Argan : Rico em vitamina E, possui ação antioxidante e anti-idade, deixando os cabelos macios e brilhantes*

- *Óleo de Oliva : Hidrata, nutre e desembaraça os fios, além de ter ação anti-inflamatória.*

- *Óleo de Jojoba : Semelhante ao sebo natural dos cabelos, regula a oleosidade e hidrata os fios.*

FRUTAS E VEGETAIS A ENERGIA DOS ALIMENTOS NATURAIS

As frutas e os vegetais são ricos em vitaminas, minerais e antioxidantes, que nutrem o couro cabeludo e fortalecem os fios. Alguns exemplos são:

- Abacate : Rico em vitaminas A, D e E, além de ácidos graxos, hidrata profundamente e combate o frizz.

- Banana : Fonte de potássio e vitaminas do complexo B, ajuda a fortalecer os fios e a controlar o frizz.

- Melão : Rico em água e vitaminas, hidrata e refresca o couro cabeludo.

Outros Ingredientes Milagrosos

Além dos óleos e frutas, outros ingredientes podem ser utilizados na cozinha capilar, como :

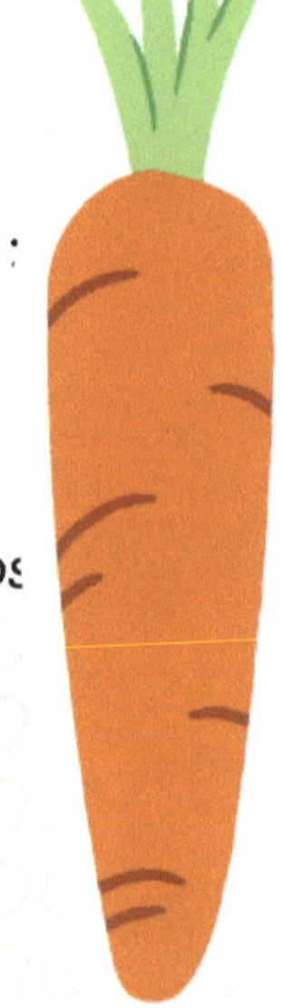

- Mel : Hidrata, nutre e possui propriedades antibacterianas, ajudando a combater o couro cabeludo oleoso e com caspa.

- Ovos : Ricos em proteínas, fortalecem os fios e promovem o crescimento capilar.

- Aveia : Possui propriedades calmantes e emolientes, ideal para peles sensíveis e cabelos com coceira.

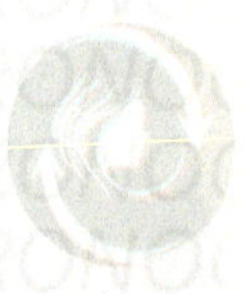

Como escolher os ingredientes certos?

A escolha dos ingredientes vai depender do seu tipo de cabelo e das suas necessidades.

- Cabelos secos : Opte por óleos ricos e manteigas, como o óleo de coco e a manteiga de karité.

- Cabelos oleosos : Prefira ingredientes adstringentes e purificantes, como o limão e a argila.

- Cabelos com frizz : Utilize ingredientes emolientes e hidratantes, como o aloe vera e o óleo de jojoba.

CONCLUSÃO

A cozinha capilar oferece uma infinidade de possibilidades para cuidar dos seus cabelos de forma natural e eficaz. Com os ingredientes certos, você pode criar máscaras personalizadas para hidratar, nutrir, fortalecer e revitalizar os seus fios.
No próximo capítulo, vamos te ensinar a preparar deliciosas receitas caseiras para hidratar os seus cabelos.
Lembre-se : A natureza oferece tudo o que você precisa para ter cabelos saudáveis e bonitos!

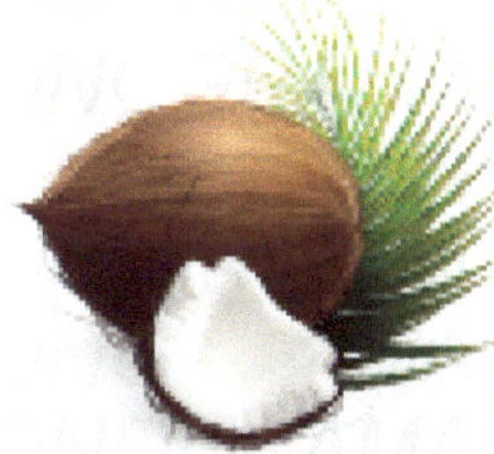

CAPÍTULO 3: RECEITAS CASEIRAS PARA HIDRATAR

Devolva o Brilho e a Vida aos Seus Cabelos

A hidratação é fundamental para manter os cabelos saudáveis e bonitos. Quando os fios estão hidratados, eles ficam mais macios, brilhantes e menos propensos a quebra. Neste capítulo, você vai aprender a preparar deliciosas receitas caseiras para hidratar os seus cabelos.

Por que a Hidratação é Importante?

A hidratação repõe a água e os nutrientes perdidos pelos fios, deixando-os mais saudáveis e com um aspecto mais vibrante. Cabelos secos e ressecados são mais frágeis e propensos a danos, como pontas duplas e quebra.

Receitas Caseiras para Hidratar

1 - Máscara de Abacate e Mel :

• Ingredientes: 1 abacate maduro, 2 colheres de sopa de mel e 1 colher de sopa de óleo de coco.

• Preparo: Amasse o abacate até formar uma pasta, adicione o mel e o óleo de coco e misture bem.

• Aplicação: Aplique a máscara nos cabelos úmidos, massageando mecha a mecha. Deixe agir por 30 minutos e enxágue com água fria.

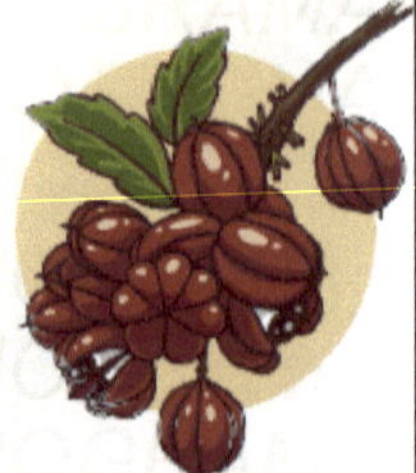

2 - Máscara de Banana e Iogurte :
Ingredientes: 1 banana madura amassada, 2 colheres de sopa de iogurte natural e 1 colher de sopa de óleo de oliva.

Preparo: Misture todos os ingredientes até obter uma pasta homogênea.

Aplicação: Aplique a máscara nos cabelos úmidos, massageando suavemente. Deixe agir por 20 minutos e enxágue com água fria.

3 - Máscara de Aloe Vera e Mel :
• Ingredientes : 2 colheres de sopa de gel de aloe vera, 1 colher de sopa de mel e 1 colher de sopa de óleo de jojoba.

• Preparo : Misture todos os ingredientes até obter uma pasta homogênea.

• Aplicação : Aplique a máscara nos cabelos úmidos, massageando suavemente. Deixe agir por 15 minutos e enxágue com água fria.

DICAS IMPORTANTES

• Teste de alergia : Antes de aplicar qualquer receita, faça um teste em uma pequena mecha de cabelo para verificar se não há nenhuma reação alérgica.

• Frequência : Aplique a máscara de hidratação uma vez por semana ou a cada 15 dias, dependendo da necessidade dos seus cabelos.

• Acondicionador : Após enxaguar a máscara, utilize um condicionador para selar as cutículas e garantir uma hidratação mais duradoura.

• Proteção térmica : Utilize protetor térmico antes de usar secador ou chapinha para proteger os fios do calor.

- Cabelos mais macios e brilhantes: A hidratação repõe a água perdida pelos fios, deixando-os mais macios e com um brilho natural.

- Diminuição do frizz: A hidratação ajuda a controlar o frizz e deixa os cabelos mais alinhados.

- Fortalecimento dos fios: Cabelos hidratados são mais resistentes à quebra e às agressões externas.

- Crescimento saudável: A hidratação promove o crescimento saudável dos fios.

CONCLUSÃO

As receitas caseiras para hidratar os cabelos são uma ótima opção para quem busca cabelos saudáveis e bonitos sem gastar muito. Com ingredientes simples e acessíveis, você pode preparar máscaras nutritivas e eficazes, deixando seus cabelos macios, brilhantes e cheios de vida.
No próximo capítulo, vamos explorar as receitas caseiras para nutrir os cabelos.
Lembre-se: A hidratação é fundamental para manter a beleza e a saúde dos seus cabelos. Experimente as receitas e descubra qual delas mais se adapta ao seu tipo de cabelo!

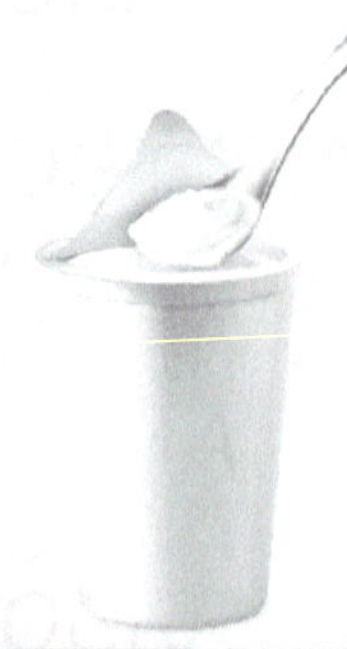

CAPÍTULO 4: RECEITAS CASEIRAS PARA NUTRIR

Fortaleça Seus Fios do Raiz às Pontas

A nutrição capilar é fundamental para manter os cabelos saudáveis e fortes. Quando os fios estão bem nutridos, eles ficam mais resistentes à quebra, com mais brilho e com um crescimento mais acelerado. Neste capítulo, você vai aprender a preparar deliciosas receitas caseiras para nutrir os seus cabelos.

Por que a Nutrição é Importante?

A nutrição repõe os lipídios naturais dos fios, que são essenciais para manter a saúde e a flexibilidade dos cabelos. Cabelos sem nutrição ficam ressecados, quebradiços e sem vida.

Receitas Caseiras para Nutrir

1 - Máscara de Ovo e Mel :

•   Ingredientes : 1 ovo (separar a gema), 2 colheres de sopa de mel e 1 colher de sopa de azeite de oliva.

•   Preparo : Misture todos os ingredientes até obter uma pasta homogênea.

•   Aplicação : Aplique a máscara nos cabelos úmidos, massageando mecha a mecha. Deixe agir por 20 minutos e enxágue com água fria e shampoo suave.

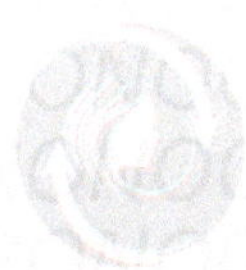

2 - Máscara de Abacate e Maionese :

• Ingredientes: 1 abacate maduro amassado, 2 colheres de sopa de maionese e 1 colher de sopa de óleo de coco.

• Preparo : Misture todos os ingredientes até obter uma pasta homogênea.

• Aplicação : Aplique a máscara nos cabelos úmidos, massageando suavemente. Deixe agir por 30 minutos e enxágue com água fria e shampoo suave.

3 - Máscara de Leite de Coco e Mel :

Ingredientes : 1/2 xícara de leite de coco, 2 colheres de sopa de mel e 1 colher de sopa de óleo de argan.

Preparo : Misture todos os ingredientes até obter uma pasta homogênea.

Aplicação : Aplique a máscara nos cabelos úmidos, massageando suavemente. Deixe agir por 20 minutos e enxágue com água fria e shampoo suave.

DICAS IMPORTANTES

• Cabelos oleosos : Utilize apenas a gema do ovo para evitar o excesso de oleosidade.

Cabelos tingidos : Evite utilizar receitas com limão, que pode alterar a cor dos fios.

• Frequência : Aplique a máscara de nutrição a cada 15 dias ou uma vez por mês, dependendo da necessidade dos seus cabelos.

• Finalização: Após enxaguar a máscara, utilize um condicionador para selar as cutículas e garantir uma nutrição mais duradoura.

BENEFÍCIOS DA NUTRIÇÃO CASEIRA

• Cabelos mais macios e brilhantes : A hidratação repõe a água perdida pelos fios, deixando-os mais macios e com um brilho natural.

• Diminuição do frizz : A hidratação ajuda a controlar o frizz e deixa os cabelos mais alinhados.

• Fortalecimento dos fios : Cabelos hidratados são mais resistentes à quebra e às agressões externas.

• Crescimento saudável : A hidratação promove o crescimento saudável dos fios.

CONCLUSÃO

As receitas caseiras para nutrir os cabelos são uma ótima opção para quem busca cabelos fortes e saudáveis. Com ingredientes simples e acessíveis, você pode preparar máscaras nutritivas e eficazes, deixando seus cabelos mais bonitos e com um aspecto mais saudável.
No próxlmo capítulo, vamos explorar as receitas caseiras para hidratar os cabelos.
Lembre-se: A nutrição é fundamental para manter a beleza e a saúde dos seus cabelos. Experimente as receitas e descubra qual delas mais se adapta ao seu tipo de cabelo!

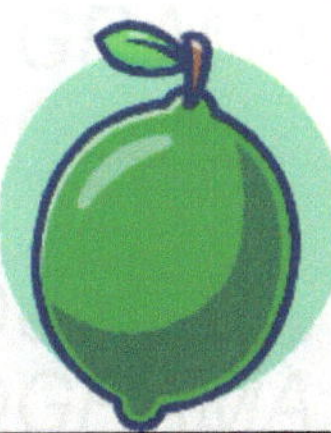

CAPÍTULO 5: RECONSTRUÇÃO CAPILAR CASEIRA

Fortaleça os Fios de Dentro para Fora

A reconstrução capilar é essencial para cabelos danificados, porosos e quebradiços. Ela repõe a massa capilar perdida, fortalecendo os fios da raiz às pontas e devolvendo a saúde e a vitalidade aos cabelos. Neste capítulo, você vai aprender a preparar receitas caseiras para reconstruir os seus cabelos.

Por que a Reconstrução é Importante?

A reconstrução repõe a queratina, uma proteína que compõe a fibra capilar. Quando os cabelos estão danificados, a quantidade de queratina diminui, deixando os fios fracos e quebradiços.

Receitas Caseiras para Reconstruir

1 – Máscara de Maionese e Óleo de Coco :

•   Ingredientes : 2 colheres de sopa de maionese, 1 colher de sopa de óleo de coco e 1 gema de ovo.

•   Preparo : Misture todos os ingredientes até obter uma pasta homogênea.

•   Aplicação : Aplique a máscara nos cabelos úmidos, massageando mecha a mecha. Deixe agir por 30 minutos e enxágue com água fria e shampoo suave.

2 – Máscara de Leite de Coco e Queratina Vegetal :

Ingredientes : 1/2 xícara de leite de coco, 1 colher de sopa de queratina vegetal em pó e 1 colher de sopa de óleo de argan.

Preparo : Misture todos os ingredientes até obter uma pasta homogênea.

Aplicação : Aplique a máscara nos cabelos úmidos, massageando suavemente. Deixe agir por 20 minutos e enxágue com água fria e shampoo suave.

3 – Máscara de Babosa e Mel :

Ingredientes : 2 colheres de sopa de gel de babosa, 1 colher de sopa de mel e 1 colher de sopa de óleo de rícino.

Preparo : Misture todos os ingredientes até obter uma pasta homogênea.

Aplicação : Aplique a máscara nos cabelos úmidos, massageando suavemente. Deixe agir por 15 minutos e enxágue com água fria e shampoo suave.

DICAS IMPORTANTES

• Cabelos muito danificados : Utilize a reconstrução uma vez por semana. Para cabelos menos danificados, a frequência pode ser reduzida para uma vez a cada 15 dias.

• Enxágue : Enxágue bem os cabelos para remover todos os resíduos da máscara.

• Finalização : Após enxaguar a máscara, utilize um condicionador para selar as cutículas e garantir uma reconstrução mais duradoura.

• Evite o calor : Evite o uso de secador e chapinha nos dias de reconstrução.

BENEFÍCIOS DA RECONSTRUÇÃO CASEIRA

• Cabelos mais fortes e resistentes : A reconstrução repõe a queratina perdida, deixando os cabelos mais fortes e resistentes à quebra.

• Redução da porosidade : A reconstrução sela as cutículas, diminuindo a porosidade dos fios e evitando a perda de umidade.

• Brilho intenso : Os cabelos reconstruídos possuem um brilho natural e saudável.

• Melhora da textura : A reconstrução deixa os cabelos mais macios e com uma textura mais uniforme.

CONCLUSÃO

As receitas caseiras para reconstruir os cabelos são uma ótima opção para quem busca cabelos saudáveis e fortes. Com ingredientes simples e acessíveis, você pode preparar máscaras nutritivas e eficazes, devolvendo a saúde e a vitalidade aos seus fios. Lembre-se: A reconstrução é um tratamento importante para cabelos danificados, mas ela deve ser feita com moderação. Utilize as receitas com regularidade e siga as dicas para obter os melhores resultados.
No próximo capítulo, vamos explorar os cuidados diários para manter os cabelos saudáveis e bonitos.
Lembre-se: A reconstrução é fundamental para manter a beleza e a saúde dos seus cabelos. Experimente as receitas e descubra qual delas mais se adapta ao seu tipo de cabelo!

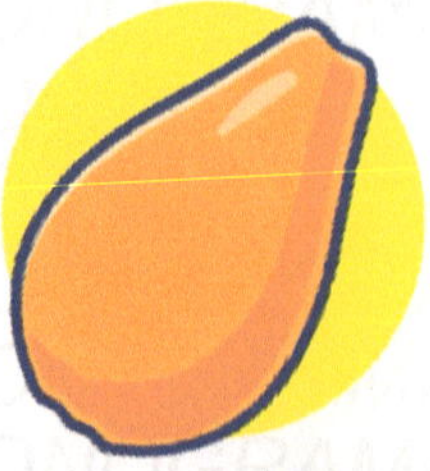

CAPÍTULO 6: ROTINA DE CUIDADOS CAPILARES

Cabelos Saudáveis e Bonitos Todos os Dias

Agora que você já aprendeu a preparar diversas receitas caseiras para cuidar dos seus cabelos, é hora de criar uma rotina de cuidados personalizada. A rotina de cuidados capilares é fundamental para manter os cabelos saudáveis, bonitos e com um aspecto vibrante.

Por que a Rotina de Cuidados é Importante?

A rotina de cuidados garante que os cabelos recebam todos os nutrientes e cuidados necessários para se manterem saudáveis. Com uma rotina bem definida, você consegue identificar as necessidades dos seus cabelos e tratar cada problema de forma específica.

Rotina de Cuidados Básica

1 - Lavagem : Lave os cabelos com shampoo adequado ao seu tipo de cabelo, massageando suavemente o couro cabeludo. Enxágue bem.

2 - Condicionador : Aplique o condicionador nas pontas dos cabelos, evitando a raiz. Deixe agir por alguns minutos e enxágue.

3 - Máscara : Utilize uma máscara de hidratação, nutrição ou reconstrução uma vez por semana ou a cada 15 dias, dependendo da necessidade dos seus cabelos.

4 - Finalização : Aplique um leave-in ou creme para pentear para proteger os fios do calor e facilitar o penteado.

- Conheça o seu tipo de cabelo : Identifique o seu tipo de cabelo e as suas necessidades para escolher os produtos adequados.

- Evite o uso excessivo de calor : O uso frequente de secador, chapinha e babyliss danifica os fios. Utilize protetor térmico sempre que utilizar esses aparelhos.

- Proteja os cabelos do sol: Utilize chapéu ou boné para proteger os cabelos dos raios solares.

- Aposte em uma alimentação saudável : Uma alimentação rica em vitaminas e minerais contribui para a saúde dos cabelos.

- Beba bastante água : A hidratação interna é fundamental para a saúde dos cabelos.

- Faça um cronograma capilar : O cronograma é uma ferramenta que ajuda a organizar a rotina de capilar cuidados, alternando a hidratação, nutrição e reconstrução.

VANTAGENS DE TER UMA ROTINA DE CUIDADOS

- Cabelos mais saudáveis e bonitos : A rotina de cuidados garante que os cabelos recebam todos os nutrientes e cuidados necessários.

- Menos quebra : Cabelos bem cuidados são menos propensos à quebra.

- Mais brilho : Os cabelos hidratados e nutridos possuem um brilho natural e saudável.

- Crescimento saudável : A rotina de cuidados estimula o crescimento saudável dos fios.

- Maior autoestima : Cabelos bonitos e saudáveis aumentam a autoestima.

- A rotina de cuidados capilares é fundamental para manter os cabelos saudáveis e bonitos. Com um pouco de dedicação e os produtos certos, você pode ter cabelos incríveis.

- Lembre-se: A beleza dos seus cabelos começa de dentro para fora. Cuide da sua saúde, beba bastante água, alimente-se bem e siga uma rotina de cuidados personalizada.

- No próximo capítulo, vamos explorar algumas dicas extras para manter os cabelos saudáveis e bonitos. Lembre-se: A beleza dos seus cabelos está em suas mãos!

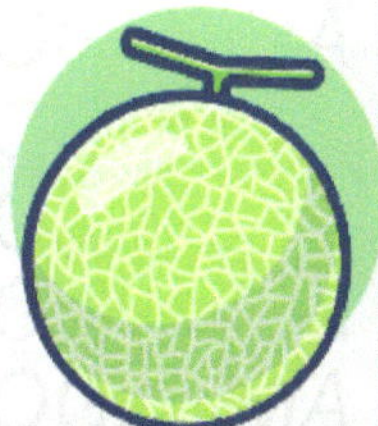

CAPÍTULO 7: DICAS EXTRAS PARA CABELOS SAUDÁVEIS E VIBRANTES

Além da rotina de cuidados básica e das receitas caseiras, existem algumas dicas extras que podem fazer toda a diferença na saúde e beleza dos seus cabelos.

1. Proteja os Cabelos do Sol :

Os raios solares podem danificar os fios, causando ressecamento, quebra e desbotamento da cor. Utilize chapéu, boné ou produtos com proteção UV para proteger seus cabelos.

2. Evite o Uso Excessivo de Acessórios Apertados :

Elasticos e presilhas muito apertados podem causar quebra dos fios e até mesmo alopecia de tração. Opte por acessórios mais suaves e solte os cabelos com frequência.

3. Faça Massagens Capilares :

As massagens capilares estimulam a circulação sanguínea no couro cabeludo, promovendo o crescimento saudável dos fios e relaxando o corpo. Utilize óleos essenciais como lavanda ou alecrim para potencializar os benefícios.

4. Atenção à Dieta :

Uma alimentação equilibrada, rica em vitaminas, minerais e proteínas, contribui para a saúde dos cabelos. Inclua em sua dieta alimentos como frutas, legumes, carnes magras, peixes e oleaginosas.

5. Beba bastante água :

A água é essencial para hidratar o corpo e os cabelos. Beba pelo menos 2 litros de água por dia.

6. Use Fronhas de Seda ou Cetim:

As fronhas de algodão podem causar atrito e danificar os cabelos durante o sono. Opte por fronhas de seda ou cetim, que são mais suaves e reduzem o frizz.

7. Corte as Pontas Regularmente :

Cortar as pontas regularmente evita que as pontas duplas subam pelos fios, deixando os cabelos com um aspecto mais saudável e bonito.

8. Evite o Estresse :

O estresse pode causar queda de cabelo e outros problemas capilares. Pratique atividades relaxantes como yoga, meditação ou exercícios físicos para reduzir o estresse.

9. Consulte um Profissional:

Se você tiver algum problema capilar, como queda de cabelo excessiva, caspa ou coceira, consulte um dermatologista ou tricologista.

10. Ame seus Cabelos:

A aceitação é fundamental. Ame seus cabelos como eles são, valorize sua textura e aproveite para experimentá-los de diferentes formas.

CONCLUSÃO

Com essas dicas extras, você poderá potencializar os resultados da sua rotina de cuidados e ter cabelos ainda mais saudáveis e bonitos. Lembre-se que a beleza dos cabelos começa de dentro para fora, por isso cuide da sua saúde e bem-estar.

CAPÍTULO 8 : TRANSFORMANDO SEUS CABELOS

Com os cabelos saudáveis e fortes, é hora de explorar a diversidade de estilos e criar looks incríveis! Neste capítulo, vamos te inspirar com dicas e ideias para transformar seus cabelos e arrasar por onde passar.

1. Abrace sua Textura Natural :

Seus cabelos são únicos e possuem uma textura especial. Valorize seus cachos, ondas ou cabelos lisos com produtos específicos para cada tipo de cabelo. Experimente diferentes cortes e finalizações para realçar sua beleza natural.

2. Crie Penteados Divertidos :

Solte sua criatividade e experimente diferentes penteados. Tranças, coques, rabos de cavalo, penteados semi-presos... As opções são infinitas! Utilize acessórios como tiaras, presilhas e grampos para dar um toque especial ao seu look.

3. Use e Abuse das Cores :

Se você gosta de ousar, que tal experimentar uma nova cor de cabelo? As técnicas de coloração evoluíram muito e hoje em dia é possível criar efeitos incríveis, como mechas, ombré hair e balayage. Consulte um profissional para escolher a cor ideal para você.

4. Invista em Acessórios :

Os acessórios são ótimos aliados para transformar o visual e dar um toque pessoal ao seu look. Tiaras, lenços, chapéus, presilhas e grampos podem transformar um penteado simples em algo mais elaborado e fashion.

5. Cuide da Saúde dos seus Cabelos :

Lembre-se que a beleza começa de dentro para fora. Mantenha uma alimentação saudável, beba bastante água, pratique atividades físicas e evite o estresse para ter cabelos sempre saudáveis e bonitos.

Dicas Extras:

- Inspire-se em referências : Procure por fotos de cabelos que você gosta e leve para o seu cabeleireiro.

- Não tenha medo de experimentar : A beleza está em ousar e experimentar novos estilos.

- Atente-se à ocasião : Escolha um penteado que combine com a ocasião.

- Divirta-se : Acima de tudo, divirta-se experimentando novos looks e se sentindo linda!

Dicas Extras:

Seus cabelos são a sua melhor acessório! Com os cuidados adequados e um pouco de criatividade, você pode criar looks incríveis e arrasar por onde passar. Lembre-se: A beleza está nos detalhes, e seus cabelos podem fazer toda a diferença no seu visual. Experimente, divirta-se e mostre ao mundo o seu lado mais fashion! No próximo capítulo, vamos explorar algumas tendências de cabelo para te inspirar ainda mais.

CAPÍTULO 9: TENDÊNCIAS CAPILARES

Inspire-se e Renova seu Visual

O mundo da beleza está em constante movimento, e os cabelos não ficam de fora! A cada estação, novas tendências surgem e nos inspiram a experimentar novos cortes, cores e estilos. Neste capítulo, vamos explorar algumas das principais tendências capilares e te ajudar a encontrar o look perfeito para você.

Tendências para Cabelos Curtos

•   Pixie Cut : Um clássico que nunca sai de moda, o pixie cut é prático, moderno e versátil. Pode ser usado com diferentes texturas e finalizações.

•   Curtinho Desfiado : Ideal para quem busca um visual mais despojado e moderno, o corte desfiado traz movimento e leveza aos fios.

•   Bob: O bob continua em alta em diversas versões : clássico, assimétrico, com franja... É um corte que valoriza o rosto e é fácil de cuidar.

Tendências para Cabelos Médios

•   Long Bob : O long bob é uma ótima opção para quem quer adotar um comprimento médio sem abrir mão do estilo. Pode ser usado liso, ondulado ou cacheado.

•   Camadas : As camadas são perfeitas para dar movimento e leveza aos cabelos médios. Existem diversas técnicas de camadas, como as longas, as curtas e as repicadas.

•   Cabelos Texturizados : Os cabelos texturizados estão em alta, com ondas naturais e um aspecto mais despojado.

Tendências para Cabelos Longos

•   Cabelos Lisos e Brilhantes : Os cabelos lisos e brilhantes continuam sendo a preferência de muitas mulheres. Invista em tratamentos que proporcionem brilho e maciez aos fios.

•   Cabelos com Movimento : As ondas naturais e os cachos definidos estão em alta. Utilize produtos específicos para definir e hidratar os cachos.

•   Franjas : As franjas voltaram com tudo e podem transformar qualquer visual. Existem diversos tipos de franjas, como a franja reta, a franja lateral e a franja curta.

Cores em Alta

•   Loiros: Os loiros continuam sendo a cor mais desejada, com diversas tonalidades, como loiro platinado, loiro dourado e loiro mel.

•   Ruivos: Os ruivos estão ganhando cada vez mais espaço, com tons que vão do cobre ao vermelho intenso.

•   Castanhos: Os castanhos são clássicos e versáteis, podendo ser usados com mechas, ombré hair e balayage.

Dicas para escolher a tendência ideal :

•   Analise o formato do seu rosto : Cada formato de rosto combina com diferentes cortes de cabelo.

•   Leve em consideração a sua personalidade : Escolha um estilo que combine com a sua personalidade e te faça se sentir bem.

•   Consulte um profissional : Um cabeleireiro qualificado poderá te orientar na escolha do corte e da cor ideal para você.

•   Mantenha os cuidados : Para manter o seu visual sempre impecável, invista em produtos de qualidade e siga uma rotina de cuidados adequada.

Conclusão

O mundo da beleza capilar oferece infinitas possibilidades. Ao se manter atualizada sobre as tendências e escolher um estilo que combine com você, você poderá transformar seus cabelos em um verdadeiro cartão de visitas.
Lembre-se: A moda é cíclica e as tendências vão e voltam. O mais importante é se sentir bem e confiante com o seu visual.

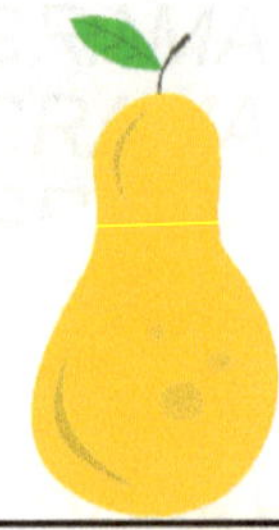

APLICATIVO GRATUITO COMPLEMENTAR AO LIVRO.

Automatizar seu Cronograma e ter centenas de receitas caseiras?

- Hidratação
- Nutrição
- Pré-poo
- Crescimento

- Umectação
- Reconstrução

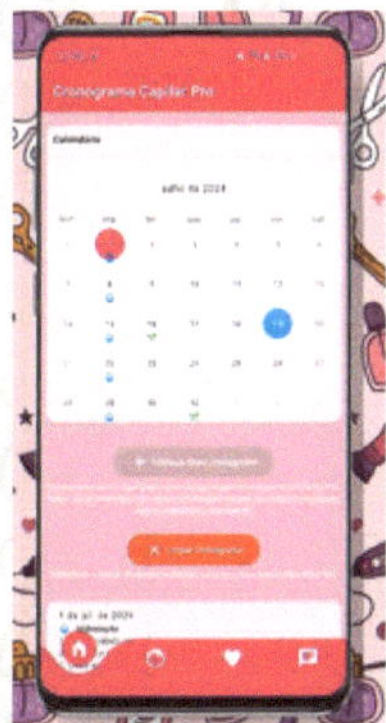
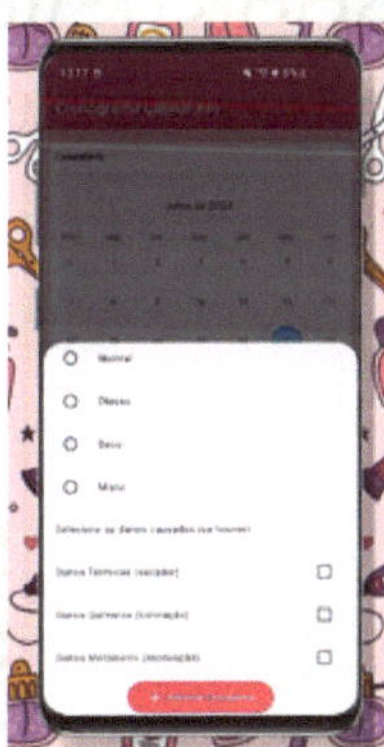
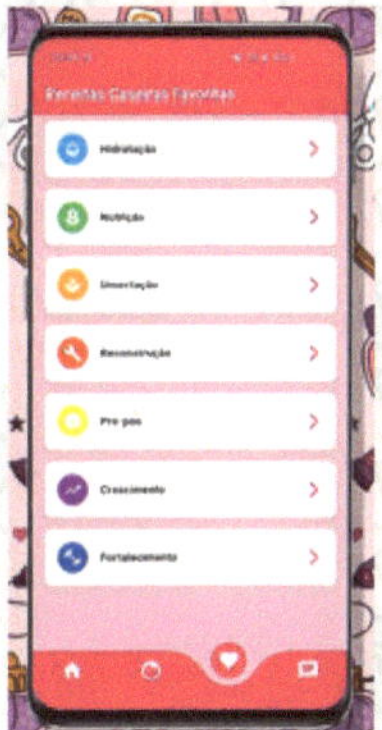

Nós siga nas redes sociais !
Baixe o app para Android !